RÉPONSE

AU

RAPPORT DE M. LE DOCTEUR NEPPLE.

RÉPONSE

AU

RAPPORT DE M. LE D.R NEPPLE,

Inséré page 138 du deuxième numéro du Journal de la Société de Médecine de Lyon.

Et supplément au Mémoire sur la Dysenterie et la Colite,

Par le Dr Anthelme Peysson,

MÉDECIN PRINCIPAL ET EN CHEF DE L'HÔPITAL MILITAIRE DE LYON,
CHEVALIER DE LA LÉGION D'HONNEUR ET DE L'ORDRE ROYAL DE CHARLES III D'ESPAGNE;
MEMBRE CORRESPONDANT DE LA SOCIÉTÉ DE MÉDECINE DE TOULOUSE,
ET DE CELLE DE METZ; EX-PRÉSIDENT DE LA SOCIÉTÉ D'ÉMULATION
DE CAMBRAI, MEMBRE CORRESPONDANT DE L'ACADÉMIE ROYALE
DE MÉDECINE DE MADRID.

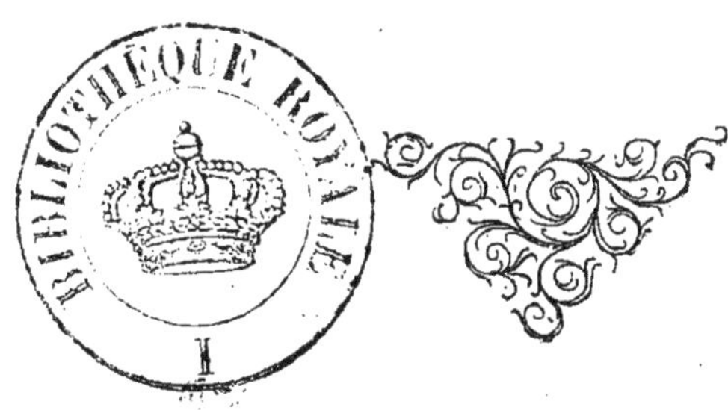

LYON,

IMPRIMERIE D'ISIDORE DELEUZE,

1842

RÉPONSE DE M. PEYSSON,

Médecin en chef de l'Hôpital Militaire,

AU RAPPORT DE M. LE DOCTEUR NEPPLE,

INSÉRÉ PAGE 138 DU DEUXIÈME NUMÉRO
DU JOURNAL DE LA SOCIÉTÉ DE MÉDECINE DE LYON,

ET SUPPLÉMENT

AU

MÉMOIRE SUR LA DYSENTERIE ET LA COLITE AIGUES.

Amicus Plato, sed magis
amica veritas.

Ce rapport n'est certainement pas aussi favorable à la nouvelle méthode de traiter la dysenterie et toutes les colites en général, que j'avais droit de l'attendre, d'après les succès constants que j'ai obtenus sous les yeux de la Commission; mais il est tel qu'il devait sortir d'une réunion de praticiens instruits, et consciencieux sans doute, mais d'une prudence extrême, et prévenus pour la plupart contre toute innovation qui tend à s'éloigner des doctrines hippocratiques; or, on sait que le père de la médecine défend la saignée générale toutes les fois que le ventre est relâché,

M. le docteur Nepple, dont la franchise et la loyauté ne sauraient être contestées, a donc dû être singulièrement gêné dans l'interprétation des faits qu'il a observés, pendant les vingt jours qu'il a suivi ma visite, avec cette exactitude et ce soin scrupuleux, dignes de l'espèce de sacerdoce dont il était revêtu; aussi ne doit-il pas prendre, comme lui étant personnelles, les observations que je vais faire sur ce travail remarquable, observations qui ne peuvent avoir d'autre but que celui d'éclaircir quelques faits dont l'interprétation m'a paru peu exacte, ou forcée.

« Le résultat définitif de cette médication, dit M. le « Rapporteur, a été la guérison de 48 malades dans l'es« pace de neuf à dix jours, terme moyen, en comptant « depuis l'invasion de la maladie; cinq ont dû être sai« gnés trois fois; dix-neuf deux fois; dix-neuf une seule « fois, et sept s'en sont passés; deux ont succombé, non « par le fait de la dysenterie, mais par suite de l'enva« hissement de la fièvre typhoïde, *succédant* à la mala« die première. »

Je n'ai rien à dire sur ces résultats; ils sont bien tels que je les ai obtenus; seulement, l'on s'est trompé quand on a fait succéder à des dysenteries, les deux fièvres typhoïdes qui sont devenues promptement mortelles, puisque le nommé Dubois, entré le 1er septembre (salle 8, n. 3,) dans un violent délire (1), est mort le 2 du même mois, et qu'à son autopsie, on n'a pas trouvé la moindre trace de colite, mais de nombreuses plaques ulcérées dans l'intestin grêle, plaques qui caractérisent si bien la gastro-entérite typhoïde. Il en est de même du nommé Thévenin, entré le 27 août (même salle, n. 6), décédé le 2 septembre et ouvert en présence de M. Nepple.

Je le demande, de semblables lésions pourraient-elles se produire en si peu de temps? Il est donc évident que ces deux militaires sont entrés atteints de la maladie à laquelle ils ont succombé, et que ce n'est que par mégarde qu'ils ont été placés parmi les dysentériques, erreur d'autant plus facile à comprendre de la part de MM. les chirurgiens de garde, que les sujets attaqués de la fièvre typhoïde ont souvent quelques selles liquides. Si j'insiste sur ce point peu important en apparence, c'est que quelques praticiens sont disposés à croire que la saignée générale favorise le développement de cette dangereuse maladie, préjugé funeste qu'il ne faut pas accréditer; et cependant, le croirait-on?... un savant confrère, pour se donner la petite satisfaction de compter des revers par-

(1) Il n'y a jamais de délire dans la dysenterie, à moins qu'elle ne soit compliquée de quelque autre maladie dont il est un des symptômes.

mi ces grands succès que lui-même a pu constater, vient de présenter ces deux maladies comme des *dysenteries typhoïdes*; en vérité, il ne fallait rien moins pour me montrer à quelle rude épreuve je me suis soumis par cette espèce d'enquête médicale.

Ce n'est pas, sans doute, sérieusement qu'on a émis l'opinion que cette dysenterie épidémique avait été en général simple, peu grave, et que dans plusieurs cas, l'a-« mélioration pouvait être tout aussi raisonnablement « attribuée à la simple force médicatrice de la nature, « qu'à la saignée dont la nécessité n'était nullement « constatée. »

Heureusement M. Nepple a pris soin lui-même de prouver le contraire, en disant ailleurs : « Que tous les malades étaient saignés à leur entrée, à moins cependant que le flux de sang ne fût trop peu considérable. » De ce passage ne doit-on pas tirer la conséquence que je ne versais pas le sang sans une nécessité absolue, c'est-à-dire que je ne soumettais à ma méthode que les dysenteries assez graves pour demander un traitement énergique. En effet, chez tous les malades de cette épidémie, l'une des plus violentes que j'aie observées dans ma longue carrière, les selles n'étaient pas seulement sanguinolentes, comme on le dit, mais bien du sang pur, ou au moins mucoso-sanglantes. Cette opinion était partagée par M. le docteur Mayer, médecin de l'hospice, ainsi qu'il l'exprime dans le passage suivant de son excellent rapport du troisième trimestre de 1840.

« . . . .

« Ces diarrhées et quelques cas de choléra sporadi-
« que semblèrent le prélude d'une épidémie dysentéri-
« que qui se déclara vers le milieu du mois de juillet,
« et dont les premiers coups eurent assez de violence
« pour que plusieurs malades fussent apportés à l'hôpi-
« tal ayant le pouls imperceptible, la voix éteinte, des
« déjections fétides continuelles, quelquefois des vomis-
« sements, avec une prostration d'autant plus fâcheuse
« qu'elle semblait contre indiquer l'emploi de la saignée.
« C'est cependant à cette méthode de traitement que
« M. Peysson dut les résultats les plus heureux durant
« cette épidémie grave, qui présenta dans son cours plu-
« sieurs recrudescences signalées par l'extrême intensité
« des symptômes. »

On le voit donc, cette épidémie dysentérique était essentiellement grave. Or, comme le règne de la Commission a eu lieu au milieu de son cours, et que j'ai reçu alors tous les dysentériques de la garnison assez nombreux pour remplir une salle de quarante-sept lits, on comprend qu'il est impossible que je n'aie pas eu à combattre des cas graves, et c'est l'exacte vérité. Outre les deux, cités par le rapporteur, et que l'on croyait désespérés, je pourrais nommer une foule de malades allant quarante, cinquante, cent fois à la garde-robe par jour, et quelques-uns involontairement; sans compter six ou sept dysenteries hémorrhagiques des plus violentes.

Elles étaient simples, dit M. le Rapporteur; sans doute, elles n'étaient pas toujours compliquées, et cependant, comme il l'observe lui-même : « Chez quelques « malades il y avait des symptômes de gastro-entérite, « de la fièvre, et même des dispositions typhiques. » Ne sont-ce pas là des complications fâcheuses?

On ne peut le nier, mes succès ont été d'autant plus remarquables, qu'ils furent obtenus dans des circonstances très-défavorables, alors que la fièvre typhoïde régnait à l'hôpital militaire avec une grande intensité.

« Chez les malades qui étaient atteints très-violem» ment, qui rendaient du sang pur; chez ceux où la « fièvre était vive, avec de la tendance à devenir grave, « la colite cédait plus lentement à la saignée, etc. »

Sans doute, en général, plus une maladie est grave, plus on a de la peine à la guérir; toutefois, dans l'application de la phlébotomie à la dysenterie, il n'en est pas toujours ainsi; un bon nombre de malades allant plus de cent fois à la selle par jour, ou rendant le sang pur hémorrhagiquement, sont entrés en convalescence immédiatement après la première saignée; et d'autres violentes dysenteries hémorrhagiques, mortelles selon Sydenham, ont été promptement supprimées par un traitement énergique !...

Après avoir avoué que je ne saignais pas dans les cas les plus légers, c'est-à-dire dans ceux que je pouvais guérir par le régime, les boissons adoucissantes et un peu d'opium, il est étonnant que M. le Rapporteur ait dit ensuite : « qu'un grand nombre de dysentériques de « *ce degré* ont obtenu leur guérison dans ce même es- « pace de temps, sous la seule influence du repos, de la « diète et des délayants. »

Où donc a-t-il observé de semblables faits? Ce n'est certainement pas à l'hôpital militaire, où il convient que je n'ai traité par ma méthode que des cas assez graves pour produire des selles mêlées d'une assez grande quantité de sang; serait-ce à l'Hôtel-Dieu que les membres de la Commission croient avoir obtenu de tels résultats ? Sans les contester, je ferai observer qu'on ne peut comparer une dysenterie sporadique avec une dysenterie épidémique sévissant avec une grande intensité sur des hommes livrés à toutes sortes d'excès. Eh bien ! moi, je déclare que, dans l'important service qui m'est confié, j'ai vu plusieurs dysenteries assez légères en apparence, et traitées d'après les principes de Broussais, parce qu'on ne les croyait pas assez fortes pour exiger la saignée générale, se terminer enfin par la mort, après avoir passé à l'état chronique.

La Commission, dites-vous, a bien constaté : « qu'en « général, après la saignée, la décroissance des symp- « tômes dysentériques était rapide, mais seulement chez « les malades qui ne présentaient pas de réaction fé- « brile. »

Mon opinion sur ce point est tellement opposée à celle de la Commission, que j'ai de la peine à me rendre compte de cette dissidence; elle ne peut tenir qu'à une erreur matérielle partagée, du reste, par un grand nombre de praticiens qui n'ont pas étudié sérieusement la maladie en question, celle d'admettre que la dysenterie, pour peu qu'elle soit grave, est accompagnée de réaction fébrile, tandis qu'on n'y observe réellement de la fièvre que dans les cas les plus légers, quand l'inflammation est superficielle, comme dans les colites subaiguës; en cela la dysenterie se rapproche du choléra, où la peau est d'autant plus froide, le pouls petit et concentré, que la maladie est plus grave; comment donc comprendre que, dans ces derniers temps, des médecins, poussés par je ne sais quelle théorie, aient été jusqu'à admettre une fièvre dysentérique qu'ils proposent même de traiter par le sulfate de quinine?... N'osent-ils pas vanter les succès des remèdes les plus contraires, entre autres des lavements composés avec une décoction de quinquina rouge, quinze gouttes de laudanum et *deux grammes de sulfate de quinine!... Ipse miserrima vidi.*

Non, dans les graves dysenteries, comme dans le choléra, on n'observe aucun mouvement fébrile, et c'est toujours d'un très-bon augure quand il s'établit après l'emploi de la saignée; aussi, toutes les fois qu'il y a réaction du système vasculaire annoncée par un pouls fort, développé, fébrile, par la chaleur de la peau, n'y a-t-il aucun danger pour les dysentériques, ni la moindre incertitude de triompher de la maladie par la phlébotomie; ces cas sont donc les plus favorables à l'application de ma méthode, et, à l'appui de cette opinion, je crois devoir citer encore un passage du rapport de M. le docteur Mayer.

« . . . .

« Bien que cette affection dysentérique ait offert des « nuances infinies, on peut toutefois comprendre dans « deux formes les particularités qu'elle nous a présen- « tées; la première forme, *celle qui avait le plus de gra- « vité,* était caractérisée par une grande prostration, par « l'altération des traits, et par l'anéantissement d'une « des fonctions les plus importantes au maintien de la « vie, la circulation : chez quelques malades, l'habitude « extérieure du corps donnait à cette forme un air de « confraternité avec le choléra, etc.

« . . . .

« La seconde forme s'accompagnait d'une réaction gé- « nérale assez vive; le visage était rouge, animé, la « peau chaude; le pouls fréquent, dur, développé; la

« langue sale, rouge sur ses bords et pointillée ; les ma-
« tières rendues étaient tantôt formées de sang pur,
« tantôt constituées par un mélange de ce liquide avec
« des mucosités glaireuses, dont l'odeur était fade, mais
« non fétide.

« Le traitement a consisté presque exclusivement
« dans l'emploi de la saignée générale, répétée aussi
« souvent que la persistance des symptômes l'indiquait ;
« ce traitement amenait, *souvent en peu de jours,* la gué-
« rison de dysenteries intenses, mais c'est particuliè-
« rement dans la dysenterie, avec réaction générale,
« qu'il nous a semblé pour ainsi dire *miraculeux.* Une
« seule saignée rendait souvent une santé pleine et en-
« tière au malade, et nous avons pu fréquemment cons-
« tater les résultats suivants de son emploi :

« 1° Suspension totale des selles pendant vingt-quatre
« heures.

« 2° Suspension des selles pendant quelques heures,
« chez des sujets qui se présentaient à la garde-robe
« tous les quarts d'heure.

« 3° Entière suppression du fluide sanguin dans
« les matières des déjections devenues simplement
« muqueuses.

« 4° Diminution notable de ce liquide.

« 5° Sentiment de bien-être général dû à la cessation
« de l'état spasmodique des intestins, du ténesme et des
« épreintes. »

Je le demande?... Est-ce là le caractère d'une dysenterie simple, peu intense, et pouvant se guérir par les seuls efforts de la nature? Évidemment, ces Messieurs ont jugé du *peu de gravité* de cette épidémie, d'après la *facilité* avec laquelle elle a cédé à la méthode de traitement, et le défaut de réaction fébrile qu'ils en donnent pour preuve, démontre clairement tout le contraire. L'énumération des symptômes de la dysenterie de Lebaut, et de celle de Durr, présentées comme les deux cas les plus graves qui se soient offerts à leur observation, ne confirme-t-elle pas cette assertion? « Leurs membres, « dit M. le rapporteur, étaient froids, le pouls petit, « concentré. » Et plus loin (après l'emploi de la saignée), « le pouls commence à prendre plus de consistance, et « la peau plus de chaleur. »

Je ne veux pas dire cependant que toutes les dysenteries que j'ai eues à combattre en présence de la Commission fussent aussi graves que celles qui ont servi de modèles à M. Mayer pour peindre sa première forme; ce n'est guère qu'au commencement de l'épidémie, aux époques des recrudescences, ou dans quelques cas particuliers que nous avons observé des symptômes si foudroyants, qu'on pouvait considérer les malades à leur arrivée, comme étant sans ressources, quelle que fût la méthode que l'on employât.

Il est certain que dans ces circonstances, il faut bien

distinguer le pouls petit et concentré par la souffrance de l'organe phlogosé, du pouls faible, misérable, sans résistance au toucher, et indiquant déjà des altérations de tissus incurables. Dans le premier cas, il faut saigner; tandis que dans le second, on doit s'en abstenir pour ne pas compromettre notre méthode et la dignité de l'art.

Mais pour juger ces différences, il faut tout le tact du médecin et toute l'expérience du praticien exercé; voilà pourquoi cette méthode, si simple, si facile en apparence, demande de l'énergie et une certaine habitude pour être appliquée avec succès; en voici la preuve dans une intéressante observation qui m'a été communiquée par M. Cuvillon, médecin adjoint :

Salle 12 *n*° 7. — Paltz, fusilier au 29e de ligne, après sept jours d'invasion, entra à l'hôpital le 19 juin 1841; il allait douze fois a la selle par jour, et rendait des matières très-liquides mêlées d'une assez grande quantité de sang.

Ce militaire, amaigri et souffrant, était d'une faiblesse extrême; le pouls était petit, concentré; la peau chaude, la langue humide quoique un peu rouge; la soif médiocre; la douleur dans la fosse iliaque gauche peu intense. Le malade se plaignait beaucoup de fréquents ténesmes.

La débilité, l'état du pouls me firent adopter le traitement suivant :

19 au soir. Quinze sangsues dans la fosse iliaque gauche; riz gommé; potion opiacée; pilule d'extrait gommeux d'opium 0,05; bain de siége; lavement amylacé, opiacé.

20. Mieux sensible ; même prescription que la veille, les sangsues exceptées.

21. Le malade n'avait eu que deux selles : même prescription, et de plus la moitié d'un riz au lait.

22. Même régime, mêmes remèdes ; mais à ma contre-visite, je trouvai le malade tout-à-fait abattu et souffrant.

Les selles avaient été beaucoup plus nombreuses ; le pouls restait petit, concentré, et, bien que je crusse qu'une saignée fût encore praticable, je n'osai cependant assumer sur moi la responsabilité d'une méthode dont je m'étais déjà servi, il est vrai, mais avec laquelle je n'étais pas assez familiarisé ; aussi, priai-je M. Peysson de vouloir bien m'aider de ses conseils ; il le fit, comme toujours, avec empressement et bienveillance, et, aussitôt qu'il eut examiné le malade, il me conseilla de pratiquer une saignée de 360 grammes ; elle fut faite à quatre heures de l'après-midi. Je retournai voir ce militaire à six heures, et le trouvai dans un bain de siége que j'avais ordonné ; il me déclara n'avoir pas été à la selle depuis la saignée. Le pouls était devenu plein, large, fort.

23 au matin. Le malade avait passé une nuit assez calme ; il n'avait été qu'une fois à la garde-robe ; son pouls s'était tellement développé, qu'il était presque fébrile. — Diète, riz gommé ; 1/2 lavement amylacé-opiacé ; une potion opiacée ; une pilule d'extrait gommeux d'opium 0,05.

24. Mieux sensible ; la moitié d'un riz au lait ; riz gommé pour boisson ; potion opiacée ; bain de siége.

25 Un riz au lait. La convalescence se déclare, elle s'est maintenue.

Ce n'est pas sans une extrême surprise que j'ai lu

dans le rapport de M. Nepple : « Les effets de la saignée « ont évidemment été avantageux chez Lebaut, tandis « que chez Durr ils ont paru être plutôt défavorables, « moins cependant qu'on aurait dû s'y attendre d'après « la profonde débilité du sujet (1). »

Qu'auraient donc dit MM. de la Commission si ce militaire était mort, ainsi qu'on pouvait le craindre, d'après l'état désespéré dans lequel il paraissait être à son entrée à l'hôpital (2) ?

Eh bien!... loin de partager une opinion si légèrement émise, je soutiens que la cure de ce malade est une de celles qui font le plus d'honneur à ma méthode. En effet, on conçoit que la saignée n'a pas pu avoir un résultat avantageux, immédiat, parce que Durr n'est entré qu'au cinquième jour d'une maladie de nature essentiellement grave, alors que les tissus affectés pouvaient offrir déjà un commencement d'altérations plus ou moins prononcées.

D'un autre côté, sa maladie s'étant compliquée de gastro-entérite avec tendance à devenir typhoïde, n'est-il

(1) Si on ne saignait pas les dysentériques faibles, on n'en saignerait aucun, la débilité étant le symptôme le plus constant de cette maladie.

(2) Le hazard m'a fait rencontrer il y a peu de temps, ce militaire; je ne le reconnaissais pas, tant il s'est fortifié; c'est sûrement aujourd'hui un des plus beaux hommes de l'armée française.

même pas surprenant que la convalescence ait commencé le dixième jour, fait qui est prouvé par les crêmes de riz légères que je me permis de lui donner, ce que je ne fais jamais avant la cessation complète des symptômes dysentériques. Par quel traitement aurait-on donc pu prétendre guérir en moins de temps une dysenterie de cette gravité? Mes confrères ont sans doute oublié qu'elle présentait les symptômes les plus funestes, et entre autres l'un de ceux qu'Hippocrate considère comme très-dangereux : *In omnibus morbis, partes quæ sunt ad umbilicum, et imum ventrem crassitudinem habere meliùs est; valdè autem tenues et eliquatas esse, pravum, periculosum verò illud est, etiam ad infernas purgationes.*

De ce que la saignée n'a pas toujours des résultats immédiats aussi prompts que ceux que l'on observe dans la plupart des dysenteries, on ne doit pas en conclure qu'elle n'est d'aucune utilité, ou même qu'elle est nuisible dans les autres, parce que les malades arrivant par fois plusieurs jours après l'invasion, il a pu déjà se former, selon l'*intensité* de la maladie, des altérations qui s'opposent à ce que la révulsion soit prompte et complète; mais alors même la saignée a l'immense avantage en détruisant la congestion et la phlogose, d'arrêter la désorganisation ulcéreuse (1), si elle est peu avancée et

(1) M. Thomas de Tours, dans son excellent Mémoire sur la

de mettre les tissus et les forces vitales en état de revenir à leur état normal; certes, si ces Messieurs considèrent ces cas comme de véritables insuccès, je ne suis pas surpris qu'ils en rencontrent assez souvent.

Bien que les deux faits cités par M. le Rapporteur fussent certainement très-graves, il s'en est présenté d'autres qui ne l'étaient pas moins; qu'il se souvienne de ces violentes dysenteries hémorrhagiques, (entre autres de celle du nommé Collin) qui n'ont pu être maîtrisées que par trois saignées.....

L'observation de Collin offre des circonstances dignes de remarque; ce militaire avait déjà été saigné deux fois sans aucun succès; entouré de plusieurs de ses camarades qui avaient dû l'être trois fois pour la même maladie, il me supplia de le traiter de la même manière et de ne pas craindre de lui faire rouvrir la veine; le pouls, chez ce malade, étant encore très-concentré, et n'y ayant aucune réaction vasculaire, je ne me rendis à ses instances qu'avec peine, et après l'avoir plongé dans un bain

dysenterie épidémique, a très-bien constaté, et je partage actuellement son opinion, que la muqueuse des gros intestins présente souvent, peu de jours après l'invasion de cette maladie, « de petites ulcé« rations arrondies qui s'étendent, se réunissent, forment des ul« cères irréguliers à bords taillés à pic; qu'elle est détruite dans « toute son épaisseur et que le fond de la surface ulcérée est formé « par le tissu cellulaire sous-jacent, etc., etc.

très-chaud : c'est là que je lui fis tirer de nouveau 500 grammes de sang. Immédiatement après cette opération, tous les symptômes s'amendèrent ; la convalescence ne se fit pas attendre, et chose étonnante ! malgré cette énorme perte de sang, Collin ne séjourna que douze jours à l'hôpital !.....

Dans ces circonstances, c'est-à-dire, toutes les fois que la peau est froide, et le pouls trop concentré, on fera donc bien d'avoir recours aux bains chauds pour faciliter l'écoulement du sang, et aider à la dérivation.

Un autre moyen que j'ai imaginé pour favoriser la révulsion, c'est d'administrer, vers la fin de la saignée, un demi-lavement d'amidon très-frais.

Que veut dire M. Nepple par ces mots : « Dans « cette *espèce* de dysenterie, ou dysenterie *inflammatoire ?* »

Toutes les dysenteries ne sont-elles pas de la même espèce et de nature inflammatoire? Pourquoi donc les nomme-t-il des colites hémorrhagiques ? Admet-il que le sang puisse s'échapper à travers les muqueuses des gros intestins sans qu'elles soient phlogosées ? Ces divisions de la dysenterie en une foule d'espèces, admises par certains auteurs, sont tout-à-fait artificielles et seulement dignes de l'école. Toutes les dysenteries que j'ai observées pendant trente ans, soit dans les camps, soit dans les hôpitaux, soit dans le civil, m'ont toujours paru être de la même nature (sauf les complications) ainsi que les altérations anatomico - pathologiques qu'elles laissent après elles ; et cependant des médecins très-recommandables se sont bornés à me féliciter d'être tombé sur une *dysenterie inflammatoire*, n'attribuant mes succès qu'à cette *heureuse circonstance qui pourrait varier d'un instant à l'autre*, ce qui me prouve qu'ils n'ont pas saisi l'importante vérité-pratique qui fait le fond de mon mémoire.

Néanmoins, malgré ces fâcheuses prédictions, mes succès ont toujours continué et sont encore devenus plus faciles à mesure que nous avons avancé vers la fin de cette épidémie ; et, si nous jetons un coup d'œil sur les résultats obtenus dans le service des fiévreux, durant le trimestre d'Été 1840, c'est-à-dire pendant son règne, ce n'est pas sans étonnement qu'on y reconnait que la mortalité n'a été que d'un sur dix-sept ou dix-huit guéris, mouvement qu'on obtient très-rarement à l'hôpital militaire de Lyon.

D'un autre côté, il n'est pas moins remarquable que la première division des fiévreux où a été traitée la majeure partie des dysentériques, pendant ce laps de temps, a offert de grands avantages sur les deux autres, et sous le rapport de la mortalité, et sous celui de la moyenne des journées, ayant eu avec le même nombre de guéris trois mille journées de moins, étonnants résultats que l'on ne peut attribuer qu'à la sûreté et à la rapidité du traitement de toutes les colites : en voici les détails :

130 dysenteries plus ou moins graves ont été guéries par ma méthode ; 63 ont cédé sur-le-champ à une seule saignée ; 53, à deux ; 12, à trois ; 2 seulement en ont exigé quatre, et 3 se sont terminées par la mort ; l'une était arrivée au cinquième jour d'invasion, et les deux autres au sixième, alors que les symptômes annonçaient déjà une terminaison funeste (1).

J'ai également recours à la phlébotomie dans toutes les colites subaiguës assez intenses pour exiger cette méthode ; elle réussit encore mieux dans ce genre de maladie, (même lorsqu'elles sont très-anciennes, ce que je n'avais pas prévu dans mon mémoire) que dans la dysenterie proprement dite, qui n'est peut-être pas une inflammation spéciale, comme le veut M. Thomas de Tours (2); mais au moins une phlogose beaucoup plus étendue et plus profonde des diverses membranes des gros intestins.

(1) Six autres dysentériques ont également succombé, mais leur état était tellement désespéré lorsqu'on les apporta à l'hôpital, que ma méthode ne put leur être appliquée.

(2) Dans mon Mémoire, je regardais comme exagérée la description que ce médecin a faite des lésions anatomico-pathologiques qui succèdent à cette terrible maladie ; l'expérience m'a pleinement détrompé en me permettant de constater ces mêmes altérations, et je puis affirmer aujourd'hui que sa peinture n'est nullement chargée.

En 1840, 79 colites intenses, et dont plusieurs avaient résisté à l'usage de l'opium, ont été supprimées par la saignée générale; 69 ont cédé sur-le-champ à une seule saignée; 9 en ont exigé deux; et dans un seul cas il a fallu recourir trois fois à cette opération; parmi ces colites subaiguës, 12 comptaient quinze jours d'invasion; 4, un mois; 6, deux mois; une trois mois; une six mois, et une autre observée dans la 3me division, datait de plus d'un an. Aucune de ces maladies ne s'est terminée par la chronicité.

Une violente épidémie dysentérique, ayant de nouveau sévi en 1841 sur les troupes de la garnison, nous avons obtenu de cette méthode des résultats au moins aussi satisfaisants.

Pendant les dix jours que M. Brault, inspecteur général du service de santé, a passés à Lyon, nous avons traité sous ses yeux, avec un plein succès, onze dysenteries plus ou moins graves; toutes étaient guéries à son départ.

La guérison immédiate d'un si grand nombre de dysenteries graves et de colites subaiguës intenses par une seule saignée (1), est un fait d'une immense portée et

(1) Encore dans quelques cas, la saignée n'a-t-elle pas besoin d'être très-forte; c'est une question pendante et digne de fixer toute l'attention des praticiens que celle de savoir quelle est la quantité

qui seul prouve, d'une manière incontestable, l'action toute spéciale de la saignée dans ces maladies, action qui ne peut être comparée à celle qu'elle exerce dans les autres phlegmasies où elle n'agit que par la déplétion ; car si, comme dans ces affections, la saignée n'agissait dans les colites que par la quantité de sang soustraite à l'organe malade, évidemment elle ne pourrait que diminuer peu à peu l'intensité des symptômes, et il faudrait épuiser de sang le système vasculaire pour arriver aux tissus enflammés, ce qui rendrait cette méthode impraticable.

C'est donc un véritable spécifique dont *seul* j'ai enrichi la thérapeutique. En effet, si, avant moi, on avait quelquefois employé, à l'exemple de Sydenham, une petite saignée dans la dysenterie, comme auxiliaire insignifiant du traitement principal, on ne l'avait jamais conseillée dans la colite diarrhéique proprement dite, maladie insidieuse aussi fréquente que funeste aux armées, qui passant à l'état chronique avec une grande facilité sous l'influence des anciens traitements, décimait les malades et faisait le désespoir des médecins. Que de fois à ce sujet n'ai-je pas gémi sur l'impuissance de l'art, dans les hôpitaux de l'Empire !...

de sang qu'on doit tirer pour obtenir une révulsion suffisante ; doit-elle varier selon les sujets et selon les circonstances ? Je le crois, mais l'expérience seule doit prononcer en dernier ressort.

« J'ai bien mérité de la science et de l'administration « militaire, dites-vous, en *réhabilitant* l'usage de la sai- « gnée générale comme *base* du traitement de la dysen- « terie ? »

Eh quoi ! des praticiens avant moi en avaient-ils donc fait *la base* de leur traitement ?

Sydenham et Pringle, que l'on me cite avec tant de complaisance, ne lui faisaient jouer qu'un rôle très-secondaire, et on le conçoit aisément d'après leurs idées théoriques sur la cause prochaine de la dysenterie, qu'ils voyaient toujours dans les humeurs putrides et bilieuses qui tourmentaient les intestins ; aussi les émétiques et les purgatifs, et *non pas la saignée*, formaient-ils avec l'opium la base de leur thérapeutique. D'ailleurs, la seule raison ne dit-elle pas que, s'il en avait été autrement, la phlébotomie, loin de tomber de plus en plus en désuétude chez les modernes, aurait pris le haut rang qu'elle occupera désormais dans le traitement de toutes les inflammations des gros intestins : la raison ne dit-elle pas aussi que la Société de Médecine de Lyon n'aurait pas mis tant d'empressement à faire constater les effets de cette médication, si elle avait été déjà connue ?

Sans doute l'instrument dont je me sers n'est rien moins que nouveau ; mais c'est son mode d'action et ses effets dans ces maladies qui m'appartiennent essentiellement. A entendre certaines gens, aucune invention ne pourrait être considérée comme une véritable découverte ; le virus vaccin ne se formait-il pas sous les doigts des bergers de Glocester, qui en profitaient depuis des siècles, quand Jenner eut l'heureuse idée d'en généraliser l'emploi? La vapeur n'existait-elle pas bien avant que l'on imaginât de centupler les forces de l'homme au moyen de sa puissance?

Il ne s'agit donc point d'une médication qu'on a trop *négligée* et de sa *réhabilitation*, mais bien d'une grande et belle découverte infiniment plus utile à l'humanité que tous les efforts que l'on fait pour plonger de nouveau la science de l'homme dans les ténèbres de l'ontologie.

« Essayée comparativement dans les salles de l'Hôtel-« Dieu par les docteurs Rougier et Monfalcon, et à la « même époque, la saignée n'a plus donné d'aussi beaux « résultats que dans les salles du docteur Peysson, etc.»

Pourquoi ces savants confrères n'ont-ils pas eu des succès semblables aux miens? Est-ce, comme le dit M. le rapporteur « Parce que la population des hôpitaux ci-« vils est composée d'individus moins jeunes et moins « vigoureux? » Il m'est d'autant plus permis d'en douter que les sujets auxquels j'ai appliqué ma méthode n'étaient pas toujours *vigoureux* (1) et que cependant

(1) Voyez l'observation de Mme G.... page 89 de mon mémoire.

j'en ai toujours obtenu les mêmes résultats en proportionnant le nombre des saignées et la quantité de sang tiré à la constitution des malades ; ce qui me confirme encore dans ce doute, c'est qu'elle a déjà été appliquée avec succès à de très-jeunes enfants.

La véritable raison, qui a empêché mes confrères d'en obtenir d'aussi beaux résultats que moi, c'est qu'ils ne l'ont pas employée telle qu'elle doit l'être : malgré leur savoir et leur solide expérience, ces praticiens distingués, n'ayant pas encore une grande habitude de s'en servir, dirigés par une prudence qu'on ne saurait blâmer, et influencés par les préjugés de leurs malades contre l'emploi de la phlébotomie, préjugés si répandus et si funestes dans la médecine civile, ont rarement eu recours à deux saignées, et jamais à trois. Ce qui justifie cette assertion, c'est qu'ils n'ont pas approuvé celles que j'ai fait pratiquer à Durr, et sans lesquelles il aurait infailliblement succombé.

Nierait-on la propriété fébrifuge du sulfate de quinine, parce que ses premières doses n'auraient pas arrêté une fièvre intermittente, ou même parce qu'il aurait échoué dans quelques cas particuliers : faire trop peu en médecine, et surtout dans l'application de ma méthode équivaut presque à faire mal ; c'est ainsi qu'on peut se rendre compte des résultats si différents que disent en avoir obtenus divers praticiens, *sans parler d'autres raisons qu'il est inutile d'indiquer ;* mais le temps fera justice de cette opposition quelque forte qu'elle soit ; et comment ne le serait-elle pas quand on voit des praticiens instruits d'ailleurs, et placés dans une haute position, oser publier par le temps qui court, « *qu'en automne il faut re-* « *noncer aux saignées générales qui n'ont plus d'indica-* « *tion !...* » N'est-ce pas absolument comme si on soutenait, qu'il ne faut pas éteindre les incendies dans telle ou telle saison ?...

Toutefois ces Messieurs avouent quelques beaux succès et entre autres dans deux cas qui avaient résisté à tous les autres moyens, ce qui est significatif. Au surplus un bon nombre de médecins, tant civils que militaires, qui ont employé ma méthode, ont eu la bonté de me faire part des résultats qu'ils en ont obtenus, résultats tout aussi satisfaisants que les miens, et M. le docteur Rougier, lui-même, m'a avoué qu'il avait constamment observé après la saignée une diminution sensible dans le sang qui colore les selles, aveu précieux, qui suffirait pour prouver l'action révulsive immédiate de la phlébotomie.

Enfin, les résultats de MM. les médecins de l'Hôtel-Dieu m'ont d'autant moins étonné, que plusieurs de mes collaborateurs très-instruits d'ailleurs, mais peu familiarisés avec cette méthode et influencés par une crainte exagérée de la faiblesse, n'en ont pas toujours obtenu d'aussi satisfaisants que moi.

Sans doute, on ne doit pas saigner les sujets faibles comme les forts ; mais je le répète, la faiblesse seule n'est pas une contre indication de la phlébotomie dans ces affections, à moins que la diarrhée ne soit colliquative, c'est-à-dire le produit d'une maladie longue qui a détruit les forces digestives, en laissant des irritations chroniques dans tout le tube intestinal (*ex morbo diuturno alvi defluxus malum*).

Encore, dans certaines diarrhées anciennes, et qui semblent avoir ce caractère, voit-on les émissions sanguines générales supprimer sur-le-champ les évacuations alvines. M. Bonneau, aide-major de notre hôpital, qui a été chargé assez longtemps du service de chirurgien en chef, pour avoir eu l'occasion de faire avec succès quelques grandes opérations, a constamment remarqué que ceux de ses malades qui, avant d'y être soumis, étaient atteints de diarrhées anciennes, en ont toujours été guéris sur-le-champ par les hémorrhagies ; quelques-uns même n'ont pu aller à la selle, au bout de plusieurs jours, qu'au moyen de lavements.

Pour montrer à quel degré de confiance dans la saignée m'a conduit une longue observation de sa puissance dans toutes les colites, et pour prouver qu'on ne doit pas s'en laisser imposer par de trompeuses apparences de débilité, je vais citer, parmi beaucoup d'autres, deux faits intéressants.

Coulon, du 17me léger, entra à l'hôpital le 24 août 1841 (salle 10, n° 2), pour une colite subaiguë des plus intenses, qu'il avait prise et conservée en Afrique pendant plus de six semaines, malgré une foule de moyens employés pour l'arrêter; ce militaire, qui n'était parvenu jusqu'à Lyon qu'en voyageant sur les voitures des bagages de son régiment, était considérablement amaigri et pouvait à peine se tenir sur les jambes; son moral n'était pas moins affaissé que son physique; il se croyait sans ressources, allant, disait-il, plus de cent fois à la garde-robe par jour. Toutefois, il n'y avait encore aucun signe de désorganisation ulcéreuse, ni de marasme.

Après avoir cherché à le rassurer, je lui proposai une saignée comme le seul moyen qui pouvait le guérir promptement. « Oh! monsieur le Docteur, s'écria-t-il, je suis déjà si faible, « que si vous me saignez, je meurs. »

J'employai toutes les ressources du langage pour lui persuader le contraire, et une saignée à large ouverture de quatre à cinq cents grammes lui fut aussitôt pratiquée. Dès ce moment, la diarrhée fut arrêtée; il resta 36 heures sans aller à la garde-robe, ses selles furent naturelles; il put impunément se livrer à son appétit, et, après l'avoir satisfait convenablement pendant quelques jours, il sortit de l'hôpital le 2 septembre, pour rejoindre son corps.

Toporel, fusilier au 51e, entré à l'hôpital le 5 septembre dernier, (salle 7, n° 26) y fut traité d'abord pour une fièvre typhoïde qui le tint pendant près d'un mois entre la vie et la mort; enfin, convalescent et se laissant aller à son vorace appétit, il fut pris tout-à-coup, au commencement d'octobre, d'une dysenterie des plus violentes, produisant des selles mucoso-sanglantes presque continuelles, et parfois involontaires; ce malade, sans être absolument dans le marasme, était fort amaigri, d'une pâleur et d'une faiblesse extrêmes, ce qui me donna quelque incertitude sur la méthode à employer pour arrêter cette nouvelle maladie ; après mûres réflexions, persuadé que la saignée seule pouvait atteindre ce but, je me décidai à lui faire tirer 350 grammes de sang par une large ouverture ; dans les vingt-quatre heures, tous les symptômes dysentériques cessèrent, la convalescence se déclara, et Toporel fut en état de sortir vers la fin du mois (1),

A entendre M. Nepple, j'aurais donné de l'opium à presque tous les malades, tandis que je n'en ai prescrit que dans quelques cas particuliers, après l'usage des saignées générales, et quand les grands symptômes dysentériques avaient entièrement cessé; toutefois, je ne puis partager l'opinion de cet estimable praticien sur l'inutilité et même sur le danger de ce médicament dans la dysenterie ; sans être indispensable, l'opium donné avec prudence peut faciliter la cure, en ralentissant le mouvement péristaltique des intestins, et en calmant la grande irritabilité que laisse quelque temps après elle l'inflammation des muqueuses ; mais, comme lui, je crois que jusqu'ici on a étrangement abusé de l'usage

(1) M. Durand, l'un des médecins adjoints de l'Hôpital Militaire, vient d'obtenir dans un cas semblable un succès plus étonnant encore, en ce que le sujet était plus près du marasme ; qu'il avait employé inutilement une foule d'autres moyens pour arrêter la dysenterie survenue à la suite de la fièvre typhoïde, et qu'elle a cédé à une saignée de 250 grammes seulement.

des narcotiques dans le traitement des colites; malheur au médecin qui, sans détruire d'abord par la saignée la cause prochaine de ces maladies, place sa confiance dans l'opium, et en fait la base de son traitement!...

« Lorsqu'après la seconde ou la troisième saignée, « dit M. Nepple, la colite résistait, ce qui est arrivé chez « quatre malades, on prescrivait avec succès des sang- « sues ou des ventouses, sur le trajet de l'intestin en- « flammé. »

Dans l'intérêt de la science et de la vérité, je dois déclarer que, dans aucun cas, je n'ai employé ces moyens comme auxiliaires contre la colite, mais bien pour combattre des complications fâcheuses telles que des symptômes de péritonite, d'entérite ou de cystite contre lesquelles les saignées locales m'ont toujours paru avoir la supériorité sur la phlébotomie, qui n'agit alors que par déplétion.

C'est donc sans motifs valables que la commission a établi : « que ma méthode trouvera dans l'application des « sangsues sur le trajet de l'intestin enflammé, un auxi- « liaire précieux, quelquefois même indispensable. » Cette opinion se ressent encore de l'influence Broussaisienne.

Quand la dysenterie résiste à la saignée plus ou moins répétée, on peut assurer que le malade est en proie à des altérations organiques graves, et il est inutile, dangereux même, de tirer par les sangsues un sang bien plus nutritif que celui qui sort des veines.

« L'expérience, dit M. Nepple, en finissant son rap-
« port, n'ayant point encore donné son mot sur l'in-
« fluence de la saignée dans les graves épidémies de dy-
« senterie, celles des pays chauds, marécageux, com-
« pliquées de symptômes bilieux, putrides, typhiques (1),
« rémittents, pernicieux, etc. Cette question reste né-
« cessairement pendante. »

J'avoue d'abord que je ne comprends pas trop le sens de tous ces qualificatifs, à moins qu'on y attache celui de diverses complications de la dysenterie; je n'ai jamais prétendu guérir toutes les maladies par la méthode en question; je crois même avoir observé que la saignée générale n'agit plus dans l'entérite comme dans les inflammations des gros intestins; dans des cas de gastro-entero-colite, j'ai vu la colite supprimée sur le champ par la saignée, tandis que la gastro-entérite n'en éprouvait aucune amélioration (2). Cette différence ne peut-

(1) Je conçois très-bien qu'une fièvre typhoïde puisse succéder à une dysenterie ou la compliquer ; mais admettre une dysenterie typhoïde, c'est-à-dire une dysenterie avec les symptômes de cette funeste maladie, sans admettre les lésions qui les produisent, est, selon moi, un non sens ontalogique.

(2) Il en est de même dans le choléra sporadique ; toutes les fois que j'ai employé la saignée dans le principe de cette maladie, elle

elle pas s'expliquer par l'organisation différente de ces diverses portions des muqueuses intestinales, ainsi que semblerait le prouver la différence de leurs symptômes ? Pourquoi, par exemple, l'hémorrhagie accompagne-t-elle si souvent la colite et si rarement l'entérite ? La cause organique de cette différence ne peut-elle pas être aussi celle de l'action si différente de la phlébotomie dans ces deux genres de phlegmasies ?

C'est cette action révulsive spéciale qui me conduit à penser, et je crois mon raisonnement *très-logique*, que ma méthode ne sera pas moins puissante dans les graves épidémies des pays chauds (1), où les hommes ne sont pas organisés différemment qu'en France ; seulement il pourra y avoir, surtout dans le principe des épidémies, plus de cas foudroyants, pour des raisons physiologiques que j'ai indiquées ailleurs ; et dans ces cas là, il faudra bien se garder de renoncer à notre méthode.

Oui, j'ai de puissants motifs pour continuer à soutenir

a supprimé sur le champ les évacuations diarrhéiques, ce qui me fait croire qu'elle serait encore le meilleur moyen d'arrêter la cholérine qui précède si souvent le choléra asiatique, et de prévenir ainsi le développement de cette terrible maladie.

(1) Déjà même M. le docteur Soucelyer, médecin en chef de l'hôpital militaire d'Oran, m'a écrit qu'ayant employé ma méthode contre la dysenterie endémique dans ce pays-là, il n'avait eu qu'à s'en louer.

que les saignées générales doivent faire désormais la base du traitement de toutes les phlegmasies des gros intestins, tant qu'elles ne sont pas encore compliquées d'altérations organiques incurables; dans les cas douteux il est même prudent d'y avoir recours, parce qu'il vaut mieux tenter un moyen incertain que de livrer le malade à une mort certaine. *Melius est anceps auxilium experiri, quàm nullum.*

Enfin, je ne crois pas trop m'avancer en affirmant encore que la saignée générale est un véritable spécifique pour ce genre d'affections, et qu'elle est à la cure de toutes les colites, quelles qu'elles soient, ce que le quinquina est à celle des fièvres intermittentes; l'avenir le prouvera.

www.ingramcontent.com/pod-product-compliance
Ingram Content Group UK Ltd.
Pitfield, Milton Keynes, MK11 3LW, UK
UKHW021212230726
13926UKWH00001B/468